33 Recetas de Comidas Para Cáncer de Próstata Que Lo Ayudarán A Combatir El Cáncer, Incrementar Su Energía, y Sentirse Mejor:

La Solución Simple a Sus Problemas de Cáncer

Por

Joe Correa CSN

DERECHOS DE AUTOR

Esta publicación está diseñada para proveer información precisa y autoritaria respecto al tema en cuestión. Es vendido con el entendimiento de que ni el autor ni el editor están envueltos en brindar consejo médico. Si éste fuese necesario, consultar con un doctor. Este libro es considerado una guía y no debería ser utilizado en ninguna forma perjudicial para su salud. Consulte con un médico antes de iniciar este plan nutricional para asegurarse que sea correcto para usted.

RECONOCIMIENTOS

Este libro está dedicado a mis amigos y familiares que han tenido una leve o grave enfermedad, para que puedan encontrar una solución y hacer los cambios necesarios en su vida.

33 Recetas de Comidas Para Cáncer de Próstata Que Lo Ayudarán A Combatir El Cáncer, Incrementar Su Energía, y Sentirse Mejor:

La Solución Simple a Sus Problemas de Cáncer

Por

Joe Correa CSN

CONTENIDOS

ACERCA DEL AUTOR

Luego de años de investigación, honestamente creo en los efectos positivos que una nutrición apropiada puede tener en el cuerpo y la mente. Mi conocimiento y experiencia me han ayudado a vivir más saludablemente a lo largo de los años y los cuales he compartido con familia y amigos. Cuanto más sepa acerca de comer y beber saludable, más pronto querrá cambiar su vida y sus hábitos alimenticios.

La nutrición es una parte clave en el proceso de estar saludable y vivir más, así que empiece ahora. El primer paso es el más importante y el más significativo.

INTRODUCCIÓN

33 Recetas de Comidas Para Cáncer de Próstata Que Lo Ayudarán A Combatir El Cáncer, Incrementar Su Energía, y Sentirse Mejor: La Solución Simple a Sus Problemas de Cáncer

Por Joe Correa CSN

El cáncer, en general, es una enfermedad muy conocida que ataca varios órganos y otras partes de nuestro cuerpo. De alguna forma, incrementa el crecimiento anormal de células, causando el esparcimiento del carcinoma en un proceso llamado metástasis. A pesar de que hay muchos tratamientos para el cáncer, son extremadamente invasivos, y muchas veces pueden matar células buenas en el proceso. El cáncer de próstata es la principal preocupación para muchos hombres estos días.

Prevenir el cáncer es desarrollar un estilo de vida que incluya una dieta saludable y ejercicio físico. Ser consciente de su ingesta de comida es el primer paso a una vida más saludable. Para ello, debe conocer las cualidades y propiedades de las comidas que ingiere, como así también la mejor forma de cocinarlas para maximizar los resultados positivos. El propósito de este libro es darle formas nuevas y mejores de nutrir su cuerpo con alimentos no procesados, y en el proceso, cambiar sus hábitos de comida por unos más prometedores.

Comer saludable puede ser delicioso si sabe qué comidas combinar y cómo hacerlo. Comer inteligente cambiará drásticamente la forma en que su cuerpo es capaz de usar las vitaminas y minerales que le provee, para mejorar su sistema inmune y prevenir cualquier enfermedad. Agregue estas recetas a su día a día para prevenir y combatir el cáncer de próstata.

33 RECETAS DE COMIDAS PARA CÁNCER DE PRÓSTATA QUE LO AYUDARÁN A COMBATIR EL CÁNCER, INCREMENTAR SU ENERGÍA, Y SENTIRSE MEJOR: LA SOLUCIÓN SIMPLE A SUS PROBLEMAS DE CÁNCER

1. PAN DE LINAZA Y ARÁNDANOS AGRIOS

Esta deliciosa receta de pan es más que un gusto genial y saludable, también es perfecta para una dienta preventiva de cáncer gracias a componentes importantes encontrados en la linaza. La linaza tiene enormes cantidades de lignanos, que bloquean y suprimen las células cancerígenas, y también es rico en ácidos grasos con omega-3 (como las nueces), que se cree protegen contra el cáncer de colon, corazón y próstata.

Ingredientes:

- ¼ taza Jugo de limón
- ¼ taza Aceite de canola
- ½ taza Miel
- 2 cucharaditas Vainilla
- 1 taza Leche de almendra
- ½ taza Linaza molida

- 2 tazas Trigo integral
- 2 cucharaditas Polvo de hornear
- 1 cucharadita Bicarbonato de sodio
- ¾ taza Arándanos agrios secos o congelados
- ½ tazas Nueces, trozadas

Instrucciones:

✓ Precalentar el horno a 350°F y aceitar una fuente

✓ En un bowl mediano, batir el jugo de limón, aceite, miel, vainilla y leche de almendra

✓ Añadir la linaza molida y los ingredientes secos, y revolver hasta que esté combinado

✓ Añadir los arándanos agrios y nueces, y verter la mezcla en la fuente

✓ Hornear por 40 minutos, hasta que dore

✓ Dejar enfriar antes de rebanar.

2. CABALLA AL JENGIBRE CON ENSALDA DE PEPINO

Este gran plato trae el sabor delicioso de la combinación de jengibre y pepino. El jengibre es un poderos antiinflamatorio y antioxidante que actúa reduciendo la capacidad de crecimiento de los tumores. Por otro lado, el pepino tiene lignanos que han sido probados en reducir el riesgo de cáncer de útero y próstata.

Ingredientes:

- 2 Filetes de caballa
- 1 Cebolla, trozada
- 1 Pimiento rojo, trozado
- 1 jugo de limón
- Jengibre fresco, rallado
- 1 diente de ajo, molido
- 3 cucharadas miel, separadas 1-2
- 1 pepino
- 2 cucharadas wakame seco (alga marina)
- 4 cucharadas de vinagre de arroz
- 1 cucharadita Aceite de sésamo
- 1 cucharada Semillas de sésamo
- Sal y pimienta a gusto

Instrucciones:

- ✓ Frotar el pescado con sal y pimienta
- ✓ Preparar la marinada mezclando jugo de limón, jengibre y 1 cucharada de miel. Verter sobre el pescado y dejar reposar por 30 minutos
- ✓ Cortar el pepino en rebanadas finas y rociar con sal. Dejar reposar por 10 minutos
- ✓ Rehidratar el wakame remojándolo en agua como lo indica el paquete
- ✓ Preparar el aderezo mezclando vinagre de arroz, aceite de sésamo y miel restante
- ✓ Mientras tanto, calentar el grill y poner los filetes de pescado con la piel hacia arriba en una fuente. Grillar por 5 minutos de cada lado
- ✓ Lavar el pepino y quitar la sal
- ✓ Mezclar el pepino y wakame juntos y rociar con semillas de sésamo
- ✓ Servir el pescado con la ensalada de pepino, y añadir el aderezo encima.

3. PIMIENTOS RELLENOS

Con este plato usted disfrutará los beneficios de los pimientos orgánicos, cúrcuma, ajo, cebollas y tomates, todos repletos de vitaminas y componentes que impulsan a su sistema y protegen su cuerpo. Por ejemplo, la cúrcuma estimula la apoptosis en el cáncer y reduce el crecimiento de tumores. Los tomates son una gran fuente de licopeno, que también ayuda a prevenir el crecimiento celular del cáncer de próstata.

Ingredientes:

- 2 a 3 Pimientos de colores
- 1 taza Arroz negro
- 1 cucharadita Comino
- ½ cucharaditas Cúrcuma
- 3 tazas de agua
- Media berenjena, trozada
- 1 Calabacín, trozada
- 1 Cebolla morada, en cubos
- 1 diente de ajo, aplastado
- 1 taza Salsa de tomate natural
- 3 cucharadas de aceite de oliva
- Sal y pimienta a gusto

Instrucciones:

✓ Precalentar el horno a 380°F

✓ Preparar los pimientos: cortar longitudinalmente y remover las semillas. Frotarlos por dentro y fuera con sal y pimienta

✓ En una sartén, hervir el agua, arroz, comino, cúrcuma y una pizca de sal, por unos 12 a 15 minutos

✓ Lavar, pelar y cortar el berenjena, calabacín y cebollas en cubos

✓ En una sartén aceitada, freír los vegetales hasta que ablanden

✓ Cuando esté listo el arroz, añadirlo a los vegetales, revolviendo

✓ Añadir la salsa de tomate y mezclar bien

✓ Rellenar los pimientos rojos, cubrirlos con papel aluminio y hornear por 20 minutos.

✓ Remover el papel aluminio y cocinar 3 a 5 minutos más.

4. ENSALADA DE FRAMBUESAS

Esta refrescante ensalada pretende cuidar de su salud, usando los beneficios de las frambuesas, las cuales contienen ácido elágico, polifenol y otros componentes que promueven la eliminación de substancias cancerígenas e inhiben la angiogénesis.

Ingredientes:

- 4 tazas Lechuga romana, rebanada
- 2 tazas Berro
- 2 tazas Achicoria
- 2 tazas Frambuesas
- ¼ taza Almendras, trozadas
- 6 cucharadas Jugo de granada natural
- 3 cucharadas de aceite de oliva
- 3 cucharadas de vinagre de manzana
- 2 cucharadas Miel
- Sal y pimienta a gusto

Instrucciones:

- ✓ Preparar la vinagreta mezclando el jugo de granada, aceite de oliva, vinagre de manzana, miel, sal y pimienta. Dejar a un lado

- ✓ Lavar y colar la lechuga, berro y achicoria. Trozar
- ✓ En un bowl grande, poner la mezcla de verdes y añadir la vinagreta. Revolver hasta que esté bien combinado
- ✓ Rociar con almendras y servir.

5. IMPULSADOR FRUTAL DE MAÑANA

El desayuno es la comida más importante del día. Esta comida le proveerá la energía para comenzar el día lleno de energía mientras limpia su cuerpo y revitaliza su salud. Las propiedades increíbles en estos ingredientes han mostrado un desarrollo lento y prevención de cáncer en colon, hígado, mama y próstata.

Ingredientes:

- 1 Banana madura, aplastado
- 1 taza Trigo integral
- ¾ taza Leche de almendra
- 1 huevo, levemente batido
- 1 cucharadita Polvo de hornear
- 1 cucharadita Bicarbonato de sodio
- 1 cucharadita Sal
- 2 cucharaditas Vainilla
- ¼ taza Nueces, trozada
- Jalea preferida, frutas frescas o jarabe de arce.
- 1 taza agua caliente
- 2 cucharaditas Té verde
- 1 cucharadita Jengibre, molido
- Jugo de medio limón
- Miel a gusto

Instrucciones:

Para el té:

- ✓ Poner el té y jengibre en el agua caliente y dejar reposar mientras hace los panqueques;
- ✓ Luego añadir jugo de limón y miel.

Para los panqueques:

- ✓ Mezclar la leche de almendra, huevo, banana, trigo, polvo de hornear, bicarbonato de sodio, sal y vainilla
- ✓ Cubrir una sartén con spray y calentar a fuego medio
- ✓ Verter ¼ taza de la mezcla y rociar con nueces. Cocinar 1 minuto de cada lado
- ✓ Servir con jalea, frutas frescas o jarabe de arce.

6. FOCACCIA DE TOMATES SECOS

Esta es una opción de comida saludable y un gusto sabroso. Continúe disfrutando los beneficios del tomate, esta vez con trigo integral, que es una gran fuente de fibra. La fibra dietaria está relacionada con un riesgo disminuido de algunos tipos de cáncer, como el de próstata, colon y recto.

Ingredientes:

- ¾ agua tibia
- 2 cucharaditas levadura activa seca
- 1 cucharada miel
- 4 cucharadas de aceite de oliva, dividido
- 1 ½ tazas trigo integral
- 1 cucharadita sal Kosher
- 1 diente de ajo, molido
- ½ taza tomates secos, trozada
- 1 cucharadita orégano seco

Instrucciones:

- ✓ Preparar una fuente de hornear con spray
- ✓ En un bowl, combinar agua, levadura y miel, y dejar reposar por 2 a 3 minutos
- ✓ Agregar la harina, ajo y aceite, y amasar por 5 minutos

- ✓ Esparcir la masa en la fuente y dejar leudar por 30 minutos
- ✓ Precalentar el horno a 375°F
- ✓ Rociar sal Kosher, tomates secos y orégano sobre la masa y aplastar levemente. Añadir un poco de aceite de oliva y hornear por 10 minutos.

7. ENSALADA DE REPOLLO DIVERTIDA

El repollo morado es rico en flavonoides que previenen el crecimiento de células pre-cancerígenas que pueden llevar a cáncer de próstata, colon y rectal. Además, las zanahorias están llenas de beta-carotenos, que son conocidos por prevenir una gran variedad de cánceres, incluyendo el de próstata.

Ingredientes:

- 2 cucharadas de vinagre de manzana
- 1 cucharadita miel
- 1 cucharadita Mostaza de Dijon
- 1 cucharadita semillas de amapola
- 1 cucharadita aceite de oliva
- Sal y pimienta a gusto
- 1 taza repollo verde, finamente rebanado
- 1 taza repollo morado, finamente rebanado
- ½ taza zanahorias, ralladas
- ¼ taza nueces brasileras, trozadas

Instrucciones:

- ✓ Para la vinagreta, combinar el vinagre, miel, mostaza, semillas de amapola, aceite de oliva, sal y pimienta

✓ Preparar los vegetales como se describe

✓ Verter la vinagreta sobre los vegetales y combinar.

✓ Rociar con nueces brasileras y servir.

8. CHILE SALUDABLE

Este chile está repleto de ingredientes llenos de nutrientes: cúrcuma, cebollas, zanahorias, pimientos, ajo, frijoles y tomates. Todo en este plato delicioso está diseñado para mejorar su salud. Incluso la cosa más simple, como el ajo, tiene beneficios sorprendentes con muchos efectos anti cancerígenos. Estos componentes órgano-sulfúricos como la alicina y alinina desencadenan la muerte de células de cáncer de próstata.

Ingredientes:

- 1 cucharada aceite
- Media cebolla trozada
- 2 hojas de laurel
- 1 cucharadita comino
- ½ cucharaditas cúrcuma
- 2 tallos de apio, trozados
- 1 zanahoria pelada y trozada
- 2 pimientos, trozados
- 1 ají picante, trozado
- 2 dientes de ajo, molidos
- 1 taza frijoles, cocidos y colados
- 1 taza frijoles negros, cocidos y colados
- 2 tomates, cocidos, pelados y trozados

- 1 taza granos de maíz
- 2 cucharadas polvo de chile
- Sal a gusto
- Pimienta negra recién molida

Instrucciones:

✓ Preparar los ingredientes como se describe

✓ Calentar el aceite en una cacerola y añadir las cebollas, hojas de laurel, comino, cúrcuma y sal

✓ Añadir el apio, pimientos y ajo, y hervir por 5 minutos

✓ Mezclar los tomates, polvo de chile, pimienta negra y los frijoles, y hervir por 20 minutos.

✓ Agregar el maíz y combinar. Cocinar por 5 minutos más.

✓ Servir caliente.

9. BRÓCOLI PODEROSO

Entre los crucíferos, el brócoli es bien conocido por prevenir células pre-cancerígenas de desarrollarse en tumores malignos. Estudios científicos demostraron que crea una defensa fuerte contra los cánceres de pulmón, próstata, mama, estómago, hígado y ovarios.

Ingredientes:

- Aceite de oliva
- 2 dientes de ajo, molido y divididos
- 1 cucharada jengibre, molido
- 4 tazas Floretes de brócoli
- 1 Cebolla
- 2 cucharadas miel
- 1 cucharada vinagre de manzana
- Sal Kosher a gusto
- Pimienta negra recién molida a gusto

Instrucciones:

- ✓ Precalentar el horno a 400°F, y cubrir una fuente con aceite de oliva
- ✓ Combinar el ajo, floretes de brócoli y sal. Esparcir en la fuente y hornear por 5 minutos

- ✓ Mientras tanto, calentar una sartén a fuego medio con aceite de oliva y saltear las cebollas con una pizca de sal, hasta que estén casi cocidas
- ✓ Agregar el ajo y jengibre, y revolver
- ✓ Añadir la miel y vinagre, y reducir el fuego
- ✓ Cuando esté listo, incorporar el brócoli y revolver todo junto
- ✓ Servir y disfrutar.

10. LASAÑA VEGETARIANA

Esta lasaña vegetariana es el reemplazo perfecto para la pasta procesada, y también provee los beneficios de los champiñones, los cuales contienen polisacáridos y lentininas, componentes anti cancerígenos.

Ingredientes:

- 1 cucharada aceite de oliva
- 2 dientes de ajo, molido
- 2 tazas champiñones
- 2 tazas espinaca bebé
- 1 taza salsa de tomate natural
- 2 a 3 calabacín, finamente rebanado
- Sal y pimienta a gusto

Instrucciones:

- ✓ Precalentar el horno a 375°F;
- ✓ Calentar el aceite en una sartén y agregar el ajo, champiñones, sal y pimienta. Cocinar unos minutos
- ✓ Incorporar la espinaca bebé y la salsa de tomate. Cocinar por 3 a 4 minutos

✓ En una fuente de hornear, poner un poco de salsa, y luego acomodad las rebanadas de calabacín encima. Repetir hasta utilizar todos los ingredientes;

✓ Hornear por 20 minutos

✓ Dejar reposar unos minutos y servir.

11. ENSALADA DE PAPAYA SABROSA

Esta ensalada exótica enfatiza los beneficios de la papaya, una fuente rica de vitamina C y ácido fólico. Esta fruta ha sido probada de disminuir la absorción de nitrosaminas causantes de cáncer de las comidas procesadas, y prevenir ciertos cánceres, como el de ovario y próstata.

Ingredientes:

- 1 diente de ajo, molido
- Sal Kosher a gusto
- 2 cucharadas De vinagre de vino
- 2 cucharadas miel
- 2 cucharaditas salsa sriracha
- 1 papaya firme, sin semillas y en cubos
- 1 cebolla morada, rebanada
- 1 cucharadita pimentón dulce
- Pimienta negra recién molida a gusto

Instrucciones:

- ✓ Mezclar la papaya y las cebollas
- ✓ En un bowl mediano, combinar el ajo, sal, vinagre, miel, salsa sriracha, pimentón dulce y pimienta molida;

✓ Verter la mezcla en las papayas y cebollas y revolver para combinar.

✓ Servir y disfrutar.

12. CURRY VEGETARIANO

Prepárese para ser mimado con este curry vegetariano. Absorberá todas las vitaminas que necesita para combatir el cáncer. Le proveerá con muchos lignanos, flavonoides, beta-carotenos, licopeno y otros componentes que prometen llevar su salud a otro nivel, y prevenir una gran variedad de enfermedades.

Ingredientes:

- Media cebolla, trozada
- 2 dientes de ajo, aplastados
- 1 cucharada jengibre, rallado
- ¼ tomates secos, trozados
- 1 cucharada aceite de oliva
- 1 cucharadita comino
- ½ cucharaditas cúrcuma
- ½ cucharaditas cilantro
- 2 cucharadas lentejas
- 3 cucharadas de leche de coco
- 1 cucharada linaza molida
- ½ taza garbanzos, cocidos y colados
- ½ taza calabaza en puré
- Sal y pimienta a gusto
- Cilantro fresco para servir

Instrucciones:

- ✓ Mezclar la cebolla, ajo, jengibre, calabaza y tomates hasta hacer un puré.
- ✓ Calentar aceite en una sartén, y añadir comino, cúrcuma y cilantro. Incorporar la mezcla de puré y dejar hervir;
- ✓ Bajar el fuego, añadir las lentejas y leche de coco, y hervir por 5 minutos;
- ✓ Añadir los garbanzos y linaza y cocinar por 3 a 5 minutos más;
- ✓ Servir con cilantro fresco encima.

13. SOPA ATREVIDA

Esta sopa atrevida representa una nueva forma de degustar y aprovechar las cualidades de calabaza y manzanas. Por un lado, las calabazas son ricas en carotenoides, licopeno y luteína, que incrementan el crecimiento de células inmunes y su capacidad de atacar células tumorales; por otro lado, las manzanas son una gran fuente de antioxidantes y flavonoides.

Ingredientes:

- 3 tazas calabaza en puré
- 2 manzanas rojas grandes
- 2 cucharadas de aceite de oliva
- 2 tazas caldo de pollo
- ½ cucharaditas canela
- Sal y pimienta a gusto
- ¼ nueces brasileras, trozadas, para servir

Instrucciones:

- ✓ En una sartén, calentar aceite y freír las manzanas con canela, hasta que comiencen a caramelizar;
- ✓ Incorporar el puré de calabaza, luego el caldo de pollo, sal y pimienta. Cocinar por 7 minutos;

✓ Dejar reposar por unos minutos y procesar todo junto;

✓ Calentar nuevamente si es necesario;

✓ Servir acompañado con nueces brasileras encima.

14. HELADO DE TÉ VERDE Y PALTA

Este helado está repleto de vitaminas, comenzando con una base de palta que es rica en antioxidantes, ayudando a su sistema a atacar los radicales libres. Esta forma innovadora de comer palta, mezclándola con macha (un polvo de té verde japonés), es definitivamente una mejorada forma de disfrutar el helado.

Ingredientes:

- 2 paltas, peladas y congeladas
- ½ taza leche de almendra
- ½ taza leche de coco
- 2 cucharadas polvo de matcha
- ¼ taza dátiles, trozados
- Pizca de cardamomo molido

Instrucciones:

- ✓ Mezclar la leche de almendra, leche de coco, dátiles, cardamomo y marcha. Añadir 1 a 2 cucharadas de miel si lo desea;
- ✓ Incorporar gradualmente la palta hasta obtener una mezcla cremosa;
- ✓ Servir inmediatamente o frezar por la noche.

15. MADGALENAS DE MATCHA DELICIOSAS

Hemos hablado de los beneficios del té verde, y la matcha es una forma increíble de polvo de té verde. Para disfrutar de sus beneficios, usémosla en platos para crear postres saludables como este. Este polvo de té verde japonés es la fuente más rica de polifenoles y catequinas, que se conocen por inhibir la metástasis. También, los chips de chocolate negro traen un buen sabor mientras proveen una gran fuente de antioxidantes.

Ingredientes:

- 2/3 leche de almendra
- 2 cucharadas de vinagre de sidra
- 1 cucharada linaza molida
- 3 cucharadas de aceite de canola
- 1/3 miel
- Media banana, aplastada
- 1 ½ harina de trigo integral
- 2 cucharaditas polvo de hornear
- ½ cucharaditas sal
- 2 cucharadas polvo de matcha
- Chips de chocolate negro *>70% cacao

Instrucciones:

- ✓ Precalentar el horno a 375°F y preparar una fuente de madalenas;
- ✓ Combinar la leche de almendra, vinagre y linaza, y dejar reposar por 5 minutos;
- ✓ Mezclar el aceite, miel y banana;
- ✓ En un bowl grande, combinar la harina, polvo de hornear, sal y polvo de matcha;
- ✓ Verter la mezcla líquida en la harina y mezclar hasta que esté casi combinado;
- ✓ Agregar los chips de chocolate y revolver gentilmente;
- ✓ Rellenar ¾ de cada molde de magdalena y hornear por 15 a 18 minutos.

16. CHAMPIÑONES RELLENOS DE VERDES

En este plato combinamos las propiedades poderosas de los champiñones, ajo, espinaca, pimientos y cebolla, pero también incorporamos algas de mar, que contienen moléculas que ralentizan el crecimiento de cáncer en el pecho, colon y próstata.

Ingredientes:

- 2 Casquillos de champiñones Portobello grandes
- 2 cucharadas de aceite de oliva, dividido
- 1 diente de ajo
- 1 taza espinaca bebé
- 1 taza pimiento verde, en cubos
- 1 cebolla pequeña, en cubos
- ½ wakame seco
- 1 a 2 cucharadas salsa de ostras
- Sal y pimienta a gusto
- Semillas de sésamo para servir

Instrucciones:

✓ Precalentar el horno a 400°F, y engrasar una fuente;
✓ Rehidratar el wakame como indica el paquete;

✓ En una sartén grande, calentar el aceite y freír el pimiento y cebollas hasta que ablanden;

✓ Agregar la espinaca y ajo, saltear por 1 minuto, y añadir la salsa de ostras, sal y pimienta. Cocinar por 3-4 minutos más;

✓ Remover y añadir el wakame lavado.

✓ Servir con semillas de sésamo encima.

17. CAMARÓN SALTEADO Y BAYAS DE TRIGO

Además de todos los beneficios bien conocidos que provee el brócoli, ajo, cebolla, cebolletas y endibias, esta receta incluye bayas de trigo, que contienen germen de trigo, tiamina, folato, zinc y otros componentes que aseguran una dieta balanceada para prevenir de cualquier enfermedad.

Ingredientes:

- 1 taza bayas de trigo
- 4 cucharadas de agua
- 2 cucharadas miel
- 2 cucharadas de vinagre de arroz
- 2 dientes de ajo, molidos
- 2 tazas floretes de brócoli
- 1 cebolla morada, rebanada
- 1 cebolletas, rebanadas
- 1 Endibia belga, rebanada
- 2 tazas camarones crudos
- 2 cucharadas de aceite de oliva
- Sal y pimienta a gusto

Instrucciones:

- ✓ Cocinar las bayas de trigo como lo indica el paquete. Colar y dejar enfriar;
- ✓ Mientras tanto, batir el agua, miel, vinagre y ajo;
- ✓ Calentar una sartén aceitada y saltear las bayas de trigo a fuego alto, revolviendo constantemente hasta que estén crujientes. Dejar en un bowl;
- ✓ En la misma sartén, saltear el brócoli por unos minutos, agregar las cebollas y endibias, sal y pimienta, y cocinar otros 5 minutos;
- ✓ Incorporar los camarones y cocinar, agregar la mezcla húmeda y revolver 2 minutos;
- ✓ Agregar las bayas y mezclar hasta que todo esté combinado;
- ✓ Servir con cebolletas encima.

18. ENSALADA DE QUÍNOA MIXTA

Esta comida tiene muchos fitoquímicos, licopeno, lignanos y alicina, que no solo previenen enfermedades, sino que ayudan a combatir cualquier célula cancerígena, inhibiéndolas de esparcirse alrededor en el cuerpo. Este plato también usa quínoa, que provee una gran cantidad de fibra soluble.

Ingredientes:

- ¾ taza quínoa sin cocinar
- 1 taza caldo de pollo natural
- ½ taza tomates secos, trozados
- 1 diente de ajo, aplastado
- 2 tazas col rizada
- 2 tazas repollo morado
- 1 palta, pelada, sin carozo y trozada
- 1 cucharada aceite de oliva
- 1 cucharada vinagre balsámico
- 3 cucharadas nueces brasileras, trozada
- Sal y pimienta a gusto

Instrucciones:

✓ Hervir el caldo y agregar la quínoa, sal y pimienta. Cocinar por 10 minutos, hasta que la quínoa esté blanda y el líquido se haya absorbido;

✓ En una sartén aceitada, saltear el ajo, col rizada, repollo, sal y pimienta, a fuego alto y revolviendo constantemente;

✓ Añadir la quínoa y los tomates secos. Revolver;

✓ Servir con palta encima y rociar con vinagre balsámico.

19. GOLPE DE SOPA VERDE

Cargue su sistema completamente con esta sopa verde, con vegetales repletos de beta-carotenos, glutatión, vitaminas y muchos antioxidantes que incrementarán la producción de enzimas protectoras que inhiben la angiogénesis. También, las nueces brasileras contienen mucho selenio, que ha sido vinculado con los tratamientos de cáncer de próstata.

Ingredientes:

- Medio puerro, rebanado
- 1 diente de ajo, molido
- 2 tazas floretes de brócoli
- 2 tazas espárragos, trozados
- 1 taza guisantes
- 5 tazas caldo vegetal o caldo de pollo
- 1 a 2 cucharaditas salsa sriracha
- Jugo de medio limón
- Sal y pimienta fresca molida a gusto
- Nueces brasileras, trozadas para servir

Instrucciones:

- ✓ Calentar una sartén aceitada y saltear el puerro por 5 minutos. Añadir el ajo y cocinar 1 minuto más;
- ✓ Agregar el caldo, floretes de brócoli, espárragos y guisantes. Dejar hervir por 7 minutos;
- ✓ Mezclar la sopa en una procesadora y sazonar con sriracha, limón, sal y pimienta;
- ✓ Espolvorear con nueces brasileras trozadas y servir.

20.BARRAS FRUTALES

Satisfaga sus antojos con estas barras saludables de fruta y nueces, ricas en ácidos grasos con omega-3 y muchos agentes anti cancerígenos encontrados en los duraznos. Por otro lado, el ananá está repleto de bromelina, un componente importante que combate el cáncer incluso mejor que las drogas de la quimioterapia.

Ingredientes:

- 1 ½ taza harina de almendra
- 1 ½ taza harina de avena
- ½ taza miel
- 2 cucharadas de aceite de canola
- 3 tazas duraznos, trozados
- 1 taza nectarinas, trozadas
- 1 tazas ananá, trozado
- 1 tazas cerezas
- ½ taza jugo de naranja
- ½ taza jugo de granada
- 2 cucharaditas jalea granulada

Instrucciones:

✓ Precalentar el horno a 400°F y engrasar una fuente;

- ✓ Mezclar la harina de almendra, harina de avena, miel y canola, hasta que quede macizo;
- ✓ Verter la mezcla en una fuente y presionar para formar una capa. Hornear por 10 minutos hasta que dore;
- ✓ Mientras tanto, preparar el relleno, calentando una sartén aceitada a fuego medio. Añadir las frutas y jugo, y hervir por 5 minutos;
- ✓ Mezclar la jalea con agua fría;
- ✓ Remover el relleno y dejar reposar por 5 minutos, incorporar la jalea hidratada y revolver bien hasta combinar;
- ✓ Verter el relleno en la costra horneada y frezar por la noche;
- ✓ Cortar en barras y disfrutar.

21. SALSA DE TOMATE MÁS SALUDABLE

Le traemos la mejor salsa de tomate para impulsar a su cuerpo con los beneficios de licopeno en los tomates. Esta receta está repleta de diferentes vegetales que le dan una gran fuente de fibra. Mezclarlos juntos es la mejor forma de obtener el máximo provecho de todos los nutrientes en ellos.

Ingredientes:

- 3 cucharadas de aceite de oliva
- 3 dientes de ajo, molidos
- 1 cebolla grande, en cubos
- 1 zanahoria grande, en cubos
- 1 Pimiento verde, en cubos
- 1 Calabacín, en cubos
- 1 taza Caldo de pollo natural
- 2 libras Tomates
- 2 cucharaditas Pimentón dulce
- 3 cucharaditas orégano seco
- 3 hojas de laurel seca
- 3 hojas de albahaca secas
- Sal y pimienta a gusto

Instrucciones:

✓ En una cacerola grande, calentar el aceite y agregar el pimentón dulce, orégano, hojas de laurel y albahaca, revolver por menos de un minuto e incorporar las zanahorias y pimiento. Cocinar por 3 minutos y agregar las cebollas, ajo y calabacín. Sazonar con sal y pimienta, y cocinar por 8 a 10 minutos. Luego, remover las hojas de albahaca y laurel;

✓ Mientras tanto, en otra cacerola, hervir agua y aceite y agregar los tomates por 5 a 7 minutos, hasta que la piel comience a salirse. Remover del fuego y añadir agua fría. Cuando enfríen, finalizar el pelado de los tomates y colar el agua restante;

✓ Luego de pelados, mezclar los tomates con caldo de pollo y verter en los vegetales. Dejar hervir por 20 minutos, revolviendo ocasionalmente;

✓ Si lo desea, puede unir todos los ingredientes en una licuadora, para tener una salsa homogénea, y agregar uno o dos filetes de anchoas, para hacer la perfecta salsa para pizza.

22. MASA DE PIZZA DE TRIGO INTEGRAL SIN AMASADO

¿Sabía que hay una forma de disfrutar de la pizza y al mismo tiempo comer saludable? Ya que todos amamos comer pizza, queremos mostrarle una masa saludable que puede reemplazar perfectamente una pizza de tienda. Para mejor sabor y resultados, cúbrala con salsa de tomate natural, queso de almendra (u otro queso bajo en grasas) y sus ingredientes favoritos.

Ingredientes:

- 3 tazas harina de trigo integral
- 1 cucharada levadura instantánea seca
- 1 cucharadita sal Kosher
- 1 taza agua tibia
- 1 cucharada aceite de oliva
- 1 cucharada miel

Instrucciones:

✓ En un bowl grande, combinar los ingredientes secos;
✓ En un bowl pequeño, combinar los ingredientes húmedos, y verterlos en la harina, revolviendo hasta incorporar y obtener una masa pegajosa;

✓ Transferir la masa a un bowl limpio y engrasado, cubrir con plástico y dejar reposar por 1 hora, o hasta que duplique su tamaño;

✓ Desinflar la masa gentilmente usando una cuchara de madera, amasar dos o tres veces y dejar reposar por 30 minutos más;

✓ Cuando la masa esté lista, usar un palo para crear una capa fina y cubrir con sus ingredientes favoritos.

✓ Hornear a 450°F por 10 a 13 minutos.

23.PASTELES DE FRAMBUESA

Este postre en decadencia tiene un gusto increíble, perfecto para satisfacer cualquier antojo de dulce, y también provee una gran cantidad de nutrientes y componentes beneficiosos para prevenir el cáncer. Tal es el caso del ácido elágico encontrado en las frambuesas, el cual estimula la apoptosis, siendo una fruta naturalmente anti cancerígeno y antimutageno.

Ingredientes:

- 2 tazas frambuesas
- 2 cucharadas miel, dividida
- 3 cucharadas harina de trigo integral, divididas
- 1 cucharada jugo de granada
- ½ copos de avena
- ¼ taza almendras trozadas
- ½ cucharaditas canela
- 1 cucharada aceite de canola

Instrucciones:

✓ Precalentar el horno a 400°F;
✓ Combinar las frambuesas, 1 cucharada de miel, jugo de granada y 1 cucharada de harina, y dividir en 4 moldes;

✓ Combinar la avena, almendras, canela, miel y harina restante. Añadir aceite y revolver bien hasta combinar. Rociar sobre el mix frutal;

✓ Hornear por 20 minutos, y dejar reposar por 15 minutos antes de servir.

24. MINI CALZONES

Queremos enseñarle que ser saludable no significa no comer alimentos deliciosos, así que le traemos este mini calzón, un gusto perfecto para una cena familiar mientras se mantiene en su dieta nutritiva.

Ingredientes:

- 1 bola casera de "masa de pizza de trigo integral sin amasar"
- 1 taza Salsa de tomate
- ½ taza Queso de almendra
- ½ taza Albahaca fresca
- 1 taza Espinaca bebé
- Media cebolla morada
- ¼ taza Aceitunas negras
- 1 cucharadita Orégano seco
- 1 cucharadita Ajo seco
- 1 cucharadita Tomillo seco
- 1 cucharadita Copos de pimienta roja
- ½ cucharaditas Pimienta negra molida
- 2 cucharadas de aceite de oliva
- 1 huevo

Instrucciones:

- ✓ Precalentar el horno a 400°F
- ✓ Cortar la masa en 4 piezas, amasar en una superficie enharinada y formar 4 pizzas pequeñas;
- ✓ Mezclar los ingredientes del relleno juntos hasta combinar;
- ✓ Poner una o dos cucharadas de la mezcla en el medio de cada pizza y doblar al medio para formar una media luna;
- ✓ Presionar los lados para sellar;
- ✓ Cubrir con huevo batido y rociar con sal Kosher;
- ✓ Hornear por 18 minutos.

25. HAMBURGUESAS SALUDABLES DE ATÚN

Para este plato nos enfocamos en las bondades de los ácidos grasos con omega-3 contenidos en los filetes de atún, las propiedades anti inflamatorias y antioxidantes del jengibre, como así también del aceite de oliva, que provee más antioxidantes y vitaminas para su vida diaria.

Ingredientes:

- 2 Filetes de atún, sin piel
- 1 cucharada Pasta de curry
- 1 cucharada Jengibre fresco, rallado
- 1 cucharada eneldo fresco, molido
- 1 cucharada cilantro fresco, molido
- 1 cucharadita aceite de oliva
- Sal y pimienta a gusto

Instrucciones:

- ✓ En una procesadora, mezclar los filetes de atún, pasta de curry, jengibre, eneldo, cilantro, sal y pimienta;
- ✓ Verter la mezcla en un bowl y dar forma a las hamburguesas;
- ✓ En una sartén aceitada, freír las hamburguesas por 4 minutos de cada lado.

✓ Servir con pan de trigo integral y una ensalada de su preferencia.

26. ATARDECER DE SALMÓN DULE Y PICANTE

En este plato combinamos lo dulce y lo picante del mango y jalapeño. Los mangos están repletos de vitaminas y beta-carotenos, mientras los jalapeños son altos en capsaicinina, que neutraliza la substancia que podría causar cáncer.

Ingredientes:

- 2 Filetes de salmón
- 1 mango grande, pelado y en cubos
- 1 jalapeño rojo, sin semillas y molido
- 1 hierba de limón fresca, molido
- 1 cucharada vinagre de arroz
- 1 cucharada miel
- 2 cucharadas de aceite de oliva, dividido
- Sal y pimienta a gusto

Instrucciones:

- ✓ Frotar los filetes con sal y pimienta;
- ✓ Combinar el mango, jalapeño, hierba de limón y miel;
- ✓ En una sartén, calentar 1 cucharada de aceite, poner el salmón, y cocinar por 3 minutos de cada lado;

✓ En la misma sartén, calentar el aceite restante y freír la mezcla de mango por 3 a 4 minutos, añadir el salmón y cubrir con jugos y frutas;

✓ Remover del fuego y servir;

27. ENSALADA DE HIGO

Los higos son frutas geniales para prevenir y combatir el cáncer. Gracias a sus derivados de benzaldehído, los higos han demostrado reducir tumores, y también son grandes asesinos de bacterias.

Ingredientes:

- 4 higos, trozados
- 4 tazas Lechuga romana, trozada
- ½ Hojas de albahaca
- ¼ Nueces pecanas, trozada
- 3 cucharadas de vinagre de sidra
- 2 cucharadas Condimento de higo
- 1 cucharada Aceite de oliva
- Sal y pimienta a gusto

Instrucciones:

- ✓ En un bowl pequeño, batir el vinagre, condimento, aceite, sal y pimienta;
- ✓ Poner los ingredientes restantes en un bowl grande;
- ✓ Verter el aderezo sobre la ensalada verde y combinar;
- ✓ Servir con una pieza de higo encima y rociar con nueces pecanas encima.

28. PINCHOS COLORIDOS

Los pinchos representan una forma divertida de cocinar y comer, y en este caso, estos pinchos coloridos están llenos de vitaminas y beta-carotenos, encontrados en los pimientos. También provee con los beneficios de la bromelina del ananá la cual, como se mencionó antes, es un componente poderoso que combate el cáncer y es más efectivo que las drogas de la quimioterapia.

Ingredientes:

- 1 Pimiento rojo, trozado
- 1 Pimiento verde, trozado
- 1 Pimiento amarillo, trozado
- 1 Cebolla morada, trozada
- 2 tazas ananá trozado
- 2 cucharadas de aceite de oliva
- 1 Jugo de limón
- 2 Dientes de ajo, molidos
- 1 cucharadita Pimentón dulce
- Sal y pimienta a gusto

Instrucciones:

✓ Preparar todos los ingredientes y ponerlos en los pinchos, alternándolos;

✓ Batir el limón, ajo, pimentón dulce, aceite, sal y pimienta;

✓ Cubrir los pinchos con la marinada y dejar reposar 30 minutos;

✓ Grillar por 10 a 15 minutos.

29. SOPA DE AJO SIMPLE

Como se mencionó antes, los beneficios anti cancerígenos del ajo son muchos. Sus componentes mejoradores de la inmunidad ayudan al organismo a bloquear y combatir las células cancerígenas, y estudios han vinculado al ajo con un disminuido riesgo de cáncer de estómago, colon y próstata.

Ingredientes:

- 6 cucharadas de aceite de oliva
- 1 cabeza de ajo
- 2 cucharadas harina de trigo integral
- 4 tazas caldo de pollo natural
- Tomillo seco
- Orégano seco
- Albahaca seca
- Sal y pimienta a gusto

Instrucciones:

- ✓ Cortar la cabeza de ajo al medio, no pelar;
- ✓ Calentar una sartén con aceite a fuego medio/Bajo y poner las dos mitades de la cabeza de ajo. Cocinar hasta que ablande y esté dorado. Pelar;

✓ Remover del fuego y aplastar el ajo con la harina, combinando bien, hasta obtener una pasta;

✓ Devolver al fuego y agregar el caldo caliente, tomillo, orégano, albahaca, sal y pimienta. Cocinar hasta obtener la consistencia deseada.

30. ENSALADA DE ATÚN

Nuevamente, queremos utilizar los beneficios del atún y sus ácidos grasos con omega-3, pero esta vez combinándolo con las propiedades del rábano, el cual es alto en antocianinas, moléculas anti cancerígenas poderosas que previenen el desarrollo de las células del cáncer.

Ingredientes:

- 2 filetes de atún, cocidos
- 1 Pimiento rojo
- 1 Cebolla morada
- 2 Tomates
- 3 tazas lechuga romana
- 2 tazas achicoria
- 1 taza rábano, rebanado
- 3 cucharadas Yogurt griego
- 1 Jugo de limón
- 2 cucharadas de aceite de oliva
- ½ cucharaditas Semillas de mostaza, molidas
- Sal y pimienta a gusto

Instrucciones:

✓ Batir juntos el yogurt, aceite, limón, semillas de mostaza, sal y pimienta;

✓ En un bowl grande, combinar los pimientos, cebolla, tomate, lechuga, achicoria y rábano;

✓ Despedazar el atún y añadir a la mezcla de ensalada;

✓ Rociar con el aderezo y mezclar para combinar.

31. PESTO DE ALBAHACA Y RÚCULA

Con este pesto, puede crear una pizza o pasta genial y saludable, gracias a los aceites esenciales en la albahaca, que son parte de la familia de los terpenos. Pueden promover la apoptosis y reducir el esparcimiento de las células cancerígenas.

Ingredientes:

- 4 tazas albahaca fresca
- 1 ½ taza rúcula fresca
- 3 dientes de ajo
- ½ nueces brasileras
- Jugo de medio limón
- ¼ cucharaditas ralladura de limón
- 4 cucharadas caldo de pollo
- ¼ taza aceite de oliva
- Sal y pimienta a gusto

Instrucciones:

- ✓ Verter los ingredientes en una licuadora y pulsar hasta que estén bien combinados.

32. SANDWICH SALUDABLE

Los alimentos alcalinos como la alfalfa y la palta, mantienen el pH sanguíneo en su nivel idea, lo cual es muy importante para la prevención y tratamiento del cáncer.

Ingredientes:

- 4 rebanadas Pan de trigo integral
- 200gr Salmón ahumado
- 1 taza Alfalfa
- 1 taza Berro
- 1 Palta, aplastada
- 3 cucharadas Yogurt griego
- 2 cucharadas de aceite de oliva
- Sal y pimienta

Instrucciones:

✓ Aplastar la palta y mezclar con el yogurt, aceite, sal y pimienta;

✓ Cubrir las rebanadas de pan con la mezcla de palta;

✓ Añadir el salmón, alfalfa y berro, y cubrir con otra rebanada de pan.

33. LIMPIADOR JUGOSO

Los batidos de vegetales frescos proveen una fuente importante de enzimas y nutrientes antioxidantes, y son de fácil digestión. Las conocidas propiedades del ananá, jengibre, limón y polen de abeja, hacen de este jugo un tónico perfecto para prevenir el cáncer.

Ingredientes:

- 1 taza Agua
- Medio Pepino
- 1 taza ananá trozado
- 1 tallo de apio
- 1 Limón exprimido
- 1 cucharadita Jengibre, rallado
- 1 cucharadita Polen de abeja
- 1 cucharada Miel
- 2 cucharadas almendras trozadas

Instrucciones:

- ✓ Lavar y pelar las frutas;
- ✓ Mezclar todos los ingredientes juntos en una licuadora;
- ✓ Servir en un vaso grande y disfrutar inmediatamente.

OTROS TITULOS DE ESTE AUTOR

70 Recetas De Comidas Efectivas Para Prevenir Y Resolver Sus Problemas De Sobrepeso: Queme Calorías Rápido Usando Dietas Apropiadas y Nutrición Inteligente
Por
Joe Correa CSN

48 Recetas De Comidas Para Eliminar El Acné: ¡El Camino Rápido y Natural Para Reparar Sus Problemas de Acné En 10 Días O Menos!
Por
Joe Correa CSN

41 Recetas De Comidas Para Prevenir el Alzheimer: ¡Reduzca El Riesgo de Contraer La Enfermedad de Alzheimer De Forma Natural!
Por
Joe Correa CSN

70 Recetas De Comidas Efectivas Para El Cáncer De Mama: Prevenga Y Combata El Cáncer De Mama Con una Nutrición Inteligente y Alimentos Poderosos
Por
Joe Correa CSN